TABLE EXPLICATIVE

DU

RECUEIL D'ANATOMIE

D'HYPPOLITE PAUQUET

OSTÉOGRAPHIE

Os de la Tête

Le *Frontal* est placé à la partie antérieure du crâne, devant les pariétaux. La face antérieure est convexe.

Pariétal. Il est placé à la partie supérieure et latérale du crâne, derrière le frontal. La face externe est convexe.

Occipital. Il est situé à la partie supérieure et inférieure du crâne, derrière les pariétaux. La face externe est convexe.

Temporal. Il est situé à la partie latérale et inférieure du crâne, au-dessous du pariétal, et derrière l'os de la pommette.

Os de la Pommette. Il est situé sur la partie laté-

Os des Extrémités inférieures

Fémur. Lui seul forme la cuisse. C'est l'os le plus long du squelette : son extrémité supérieure s'articule par énarthrose (1), avec la cavité cotyloïde (2) des hanches. Cette extrémité se nomme tête du fémur. Au-dessous se voient les trochanters (3). L'extrémité inférieure présente des éminences que l'on nomme les condyles (4) du fémur, et s'articule par arthrodie (5) avec le tibia.

Tibia. Il est placé au-dessous du fémur. Son extrémité inférieure forme la malléole interne.

Péroné. Il est situé au côté externe du tibia. Son extrémité supérieure présente un tubercule pour l'insertion du biceps. L'inférieure forme la malléole externe.

Rotule. Elle est située au-dessous et devant le fémur.

Le Pied est formé du tarse, du métatarse et des orteils.

Tarse. Sept os le composent ; savoir le calca-

(1) Articulation dans laquelle la cavité d'un os reçoit la tête d'un autre os.

(2) Cavité d'un os qui reçoit la tête d'un autre os.

(3) Tubérosités du fémur où s'attachent les muscles qui font tourner la cuisse.

(4) Nœuds ou éminences situés à l'extrémité d'une articulation.

(5) Articulation ou conjonction lâche des os.

néum, l'astragale, le scaphoïde, le cuboïde, et les trois os cunéïformes.

Métatarse. Il est composé de cinq os.

Orteils. Ils sont au nombre de cinq.

MYOGRAPHIE

Muscles de la Tête et du Cou

Occipito frontal. Il est situé à la partie supérieure de la tête ; il sert à porter en haut la peau du front.

Pyramidal. Il est situé à la partie supérieure du nez, et fronce la peau du nez.

Orbiculaire des paupières. Il est situé à la partie supérieure de la face, dans l'épaisseur des paupières ; il sert à rapprocher les paupières.

Releveur de l'aile du nez et de la lèvre supérieure. Il relève l'aile du nez et de la lèvre supérieure.

Releveur propre de la lèvre supérieure. Il s'étend de l'orbite à la lèvre supérieure, et sert à l'élever.

Zygomatiques. Ils s'étendent de l'os de la pommette à la lèvre supérieure, et entraînent la commissure des lèvres, en haut et en dehors.

Canin. Il s'étend de la fosse canine à la lèvre supérieure, et sert à l'élever.

Buccinnateur. — Il est situé dans l'épaisseur de la joue, et sert à la mastication.

Labial. Il est situé dans l'épaisseur des lèvres, il les rapproche l'une de l'autre, et rétrécit l'ouverture de la bouche.

Temporal. Il est situé sur les parties latérales de la tête ; il élève la mâchoire inférieure.

Masseter. Il s'étend de l'apophyse zygomatique à la machoire inférieure ; il sert aussi à élever la mâchoire inférieure.

Sterno-cleïdo-mastoïdien. Il s'étend de l'apophyse mastoïde à la clavicule et au sternum ; il entraîne la tête de côté.

Sternohyoïdien. Il est situé à la partie antérieure du cou, s'étend du sternum à l'os hyoïde, et entraîne cet os en bas et en dedans.

Scalène. Il est situé sur les parties latérales du cou, et s'incline de son côté ; l'angulaire, le splénius font le même office.

Muscles de l'Épaule et du Torse

Deltoïde. Il s'étend de l'humérus à la clavicule et à l'omoplate ; la base s'attache au tiers de la clavicule et à toute l'épine de l'omoplate ; le sommet s'attache au tiers supérieur de l'humérus. Ce muscle élève le bras et le porte en avant ou en arrière.

Sus-épineux. Il est situé dans la fosse sus-épineuse.

Sous-épineux. Il est situé dans la fosse sous-épineuse, et entraîne l'humérus en arrière.

Grand-rond. Il s'étend de l'omoplate à l'humérus, et porte le bras en dedans et en arrière.

Petit-rond. Il s'étend du bord antérieur de l'omoplate à l'humérus, et sert à écarter le bras du torse.

Trapèze. Il s'étend de l'occipital à la clavicule et à l'omoplate et se termine à la douzième vertèbre dorsale. Il porte la tête en arrière et en dehors.

Grand-dorsal. Il s'étend de la crête des os des îles, du sacrum, des lombes, des six dernières dorsales à l'angle inférieur de l'omoplate, et à la coulisse bicipitale de l'humérus.

Rhomboïde. Il s'étend du bord postérieur de l'omoplate à la dernière cervicale et aux cinq premières dorsales. Il porte l'omoplate en arrière.

Dentelé supérieur. Il se fixe d'un côté à la septième cervicale, et aux trois premières dorsales de l'autre, il s'attache au deuxième, troisième, quatrième et cinquième côtés. Il élève les côtes.

Dentelé inférieur. Il se fixe aux deux dernières dorsales, aux trois lombaires et aux quatre dernières côtes.

Sacro-lombaire. Son extrémité supérieure s'attache à la crête des os des îles, la supérieure à la quatrième cervicale.

Grand-oblique. Son bord antérieur se perd à la ligne blanche, le postérieur à la région lombaire ; le supérieur s'attache au sept ou huit dernières côtes ; l'inférieur s'attache à la crête des os des îles et se termine au pubis. Il porte la poitrine en bas.

Petit-oblique. Son bord antérieur se perd à la ligne blanche, le postérieur s'attache aux deux dernières lombaires et au sacrum, le supérieur au cartilage des quatre dernières fausses côtes, l'inférieur à la crète des os des îles et se termine au pubis. Même usage que le précédent.

Droit du Ventre. Son extrémité supérieure s'attache aux cartillages des trois dernières vraies côtes, et l'inférieur au pubis. Il porte la poitrine sur le bassin.

Grand-pectoral. Il s'étend du sternum, de la clavicule et des sept premières côtes à l'humérus. Il porte la poitrine vers le bras. Le petit s'étend des troisième, quatrième et cinquième vraies côtes à l'apophyse acromion. Il porte l'épaule en devant.

Muscles des Extrémités supérieures

Biceps. Son extrémité inférieure se fixe à la tubérosité bicipale du radius ; la supérieure s'attache, d'une part à l'apophyse coracoïde, et de l'autre se perd sur la cavité glénoïde de l'omoplate. Il fléchit le bras sur l'avant-bras.

Coraco-brachial. Son extrémité supérieure se fixe à l'apophyse coracoïde de l'omoplate, et l'inférieur à l'humérus. Il rapproche le bras du torse.

Brachial. Son extrémité supérieure se fixe à l'humérus ; l'inférieure au cubitus. Il fléchit l'avant-bras sur le bras.

Triceps-brachial. Son extrémité supérieure s'attache à l'apophyse olécrane (1); la supérieure s'attache, une portion à la côte de l'omoplate, les deux autres à l'humérus. Il étend l'avant-bras sur le bras. Un large tendon le termine inférieurement, du reste il est charnu.

Long-supinateur. Son extrémité supérieure s'attache à l'humérus, l'inférieure se fixe au bord antérieur du radius. Il étend l'avant-bras sur le bras.

Premier radial externe. Son extrémité supérieure s'attache à la tubérosité externe de l'humérus ; l'inférieure, à la partie supérieure du second os du métacarpe.

Second radial externe. Son extrémité supérieure s'attache à la tubérosité externe de l'humérus ; et l'inférieure au troisième os du métacarpe.

(1) Eminence qui fait le coude, et sur laquelle on s'appuie.

Extenseur commun des doigts. Son extrémité supérieure s'attache à la tubérosité externe de l'humérus, l'inférieure est divisée en quatre parties et s'attache à la partie postérieure des troisièmes phalanges. Il étend les troisièmes phalanges et la totalité de la main.

Extenseur de l'auriculaire. Son extrémité supérieure se fixe à la tubérosité externe de l'humérus, l'inférieure à ses deux dernières phalanges.

Cubital postérieur. Son extrémité supérieure s'attache à la tubérosité externe de l'humérus, et l'inférieure au cinquième os du métacarpe.

Anconé. Il s'étend de l'humérus au cubitus et contribue à étendre l'avant-bras sur le bras.

Long abducteur du pouce. Son extrémité supérieure s'attache au tiers supérieur du cubitus, l'inférieure à la dernière phalange.

Rond pronateur. Son extrémité supérieure se fixe à la tubérosité interne de l'humérus, l'inférieure à la partie moyenne de la face externe du radius. Il produit la pronation de l'avant-bras et de la main.

Radial antérieur. Son extrémité supérieure s'attache à la tubérosité interne de l'humérus, et l'inférieure au second os du métacarpe. Il fléchit la main sur l'avant-bras.

Cubital antérieur. Son extrémité supérieure se fixe à la tubérosité interne de l'humérus, l'inférieure à l'os pisiforme. Il entraîne la main dans la flexion.

Sublime. Son extrémité supérieure se fixe à la tubérosité interne de l'humérus ; l'inférieure s'attache aux secondes phalanges des derniers doigts. Il fléchit les deuxièmes phalanges.

Profond. Son extrémité supérieure s'attache audessous de l'apophyse coronoïde (1) du cubitus, l'inférieure s'attache aux troisièmes phalanges des quatre derniers doigts. Il fléchit les troisièmes phalanges.

Opposant du pouce. Son extrémité se fixe à la partie antérieure du ligament annulaire et à l'os pisiforme ; l'inférieur, au premier os du métacarpe. Il oppose le pouce aux autre doigts.

Court fléchisseur du pouce. Son extrémité supérieure se fixe d'une part en ligament annulaire et à l'os trapèze, et de l'autre au grand os et au troisième os du métacarpe. L'inférieure se fixe d'une part à la partie externe de la première phalange du pouce, et de l'autre à la partie interne de cette même phalange.

Abducteur de l'auriculaire. Son extrémité supé-

(1) Qui a la forme d'une couronne.

rieure se fixe à l'os pisiforme ; l'inférieure à sa première phalange. Il porte l'auriculaire en dedans.

Court fléchisseur de l'auriculaire. Son extrémité supérieure se fixe au ligament annulaire du carpe, l'inférieure à la partie interne de sa première phalange. Il fléchit l'auriculaire.

Lombricaux. Leur extrémité supérieure se fixe aux tendons du profond, l'inférieure à la partie externe des premières phalanges des quatre derniers doigts.

Muscles des Extrémités inférieures

Grand-fessier. Il s'étend du sacrum, du coccyx, et de l'os des îles au grand trochanter. Il étend la cuisse sur le bassin et la porte fortement en dehors.

Moyen-fessier. Il s'étend de la fosse iliaque externe au grand trochanter. Il a les mêmes fonctions que le précédent.

Biceps. Son extrémité supérieure s'attache à la tubérosité de l'ischion, et l'inférieure à l'extrémité supérieure du péroné. Il sert à fléchir la jambe sur la cuisse.

Demi-tendineux. Son extrémité s'attache à la supériorité de l'ischion, et l'inférieure à la partie supérieure du tibia. Même usage.

Demi-membraneux. Son extrémité supérieure se fixe à la tubérosité de l'ischion, au-dessus de celle du demi-tendineux ; l'inférieure à la tubérosité interne du tibia. Même usage.

Fascia-lata. Son extrémité supérieure se fixe à l'épine supérieure de l'os des îles ; l'inférieure se perd dans la duplicature de l'aponévrose (1). Il entraîne la cuisse en dehors.

Couturier. Son extrémité supérieure se fixe à l'épine supérieure de l'os des îles, l'inférieure à la partie interne du tibia. Il sert à fléchir la jambe sur la cuisse.

Droit antérieur. Son extrémité supérieure se fixe à l'épine inférieure de l'os des îles, l'inférieure passe sur la rotule et s'attache à l'extrémité supérieure du tibia. Il étend la jambe sur la cuisse.

Triceps fémoral. Il s'étend des trochanters à la rotule et au tibia, et il étend la jambe sur la cuisse.

Droit interne. Son extrémité supérieure s'attache au corps du pubis, l'inférieure à la partie supérieure du tibia. Il fléchit la jambe sur la cuisse, et la porte sur l'autre.

Pectiné. Son extrémité supérieure se fixe au pu-

(1) Expansion tendineuse d'un muscle.

bis, l'inférieure au-dessous du petit trochanter. Même usage.

Iliaque. Il s'étend de l'os des îles au petit trochanter, et fléchit de la cuisse sur le bassin. Le psoas a le même usage.

Vastes externe et interne. Ils s'étendent du fémur à la rotule, et portent la cuisse en avant.

Jambier extérieur. Son extrémité supérieure s'attache à la tubérosité supérieure du tibia, l'inférieure au premier os cunéiforme. Il soulève et entraîne la pointe du pied en dedans.

Extenseur du Pouce. Il s'étend du péroné à la dernière phalange du pouce. Il étend les phalanges du pouce.

Extenseur des Orteils. Il s'étend du tibia aux première et seconde phalanges des doigts. Il produit une extension de ces phalanges sur les os du métatarse.

Péronien antérieur. Il s'étend du péroné au cinquième os métatarse. Il fléchit le pied sur la jambe.

Long Péronien latéral. Son extrémité supérieure se fixe à la partie la plus élevée du péroné. ; l'inférieure se fixe à la partie inférieure du premier os du métatarse. Il étend le pied sur la jambe.

Gémeaux. Les extrémités supérieures s'attachent

aux condyles du fémur ; l'extrémité inférieure concourt à former le tendon d'Achille et s'attache à la partie postérieure du calcanéum. Les Gémeaux étendent le pied et fléchissent la jambe sur la cuisse.

Solaire. Son extrémité supérieure se fixe à la face postérieure du péroné ; l'inférieure concourt à former le tendon d'Achille, et se fixe à la partie postérieure du calcanéum. Même usage.

Fléchisseur des Orteils. Son extrémité supérieure s'attache à la partie supérieure et postérieure du tibia ; l'inférieure, après avoir passé sous le calcanéum, se divise en quatre petits tendons, qui vont s'attacher à la partie inférieure des dernières phalanges. Il fléchit les phalanges les unes sur les autres et entraîne le pied dans l'extension.

Long fléchisseur du gros Orteil. Son extrémité supérieure se fixe à la partie supérieure du péroné, l'inférieure s'attache à la partie inférieure de la dernière phalange du pouce. Il fléchit le pouce.

Jambier postérieur. Son extrémité supérieure s'attache à la partie supérieure du péroné et du tibia ; l'inférieure à l'os scaphoïde. Il étend le pied et le soulève de dedans en dehors.

Pédieux. Son extrémité postérieure s'attache au calcanéum ; l'intérieure, divisée en quatre tendons, s'attache à la première phalange du pouce et aux troisièmes des orteils qui suivent. Il sert à étendre les quatre premiers orteils.

Abducteur du gros Orteil. Il s'étend du caboïde à la première phalange du gros orteil. Il porte le pouce en dehors.

Abducteur du petit Orteil. Il s'étend du calcanéum à la première phalange du petit orteil. Il porte le petit doigt et le fléchit un peu.

FIN

Paris, Imp. Dubuisson et C°, 5, rue Coq-Héron.

www.ingramcontent.com/pod-product-compliance
Ingram Content Group UK Ltd.
Pitfield, Milton Keynes, MK11 3LW, UK
UKHW020551230726
13925UKWH00006B/2523

9 782013 475907